打疫苗，我不怕！

邓旭　罗云涛　主编

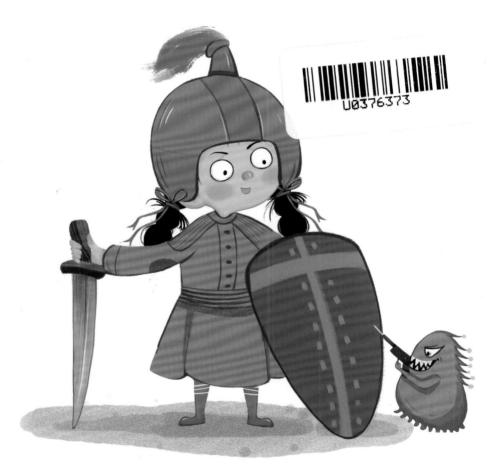

吉林科学技术出版社

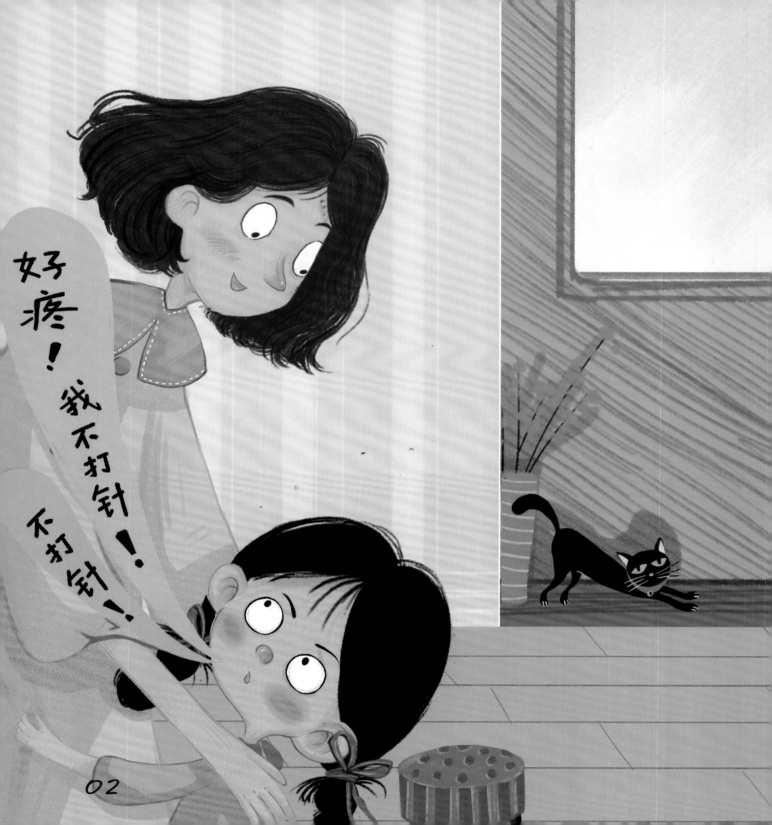

早饭后，妈妈对玥玥说："宝贝，今天我们需要去打水痘疫苗哟！"

玥玥听到之后很紧张，因为她有点害怕打针。

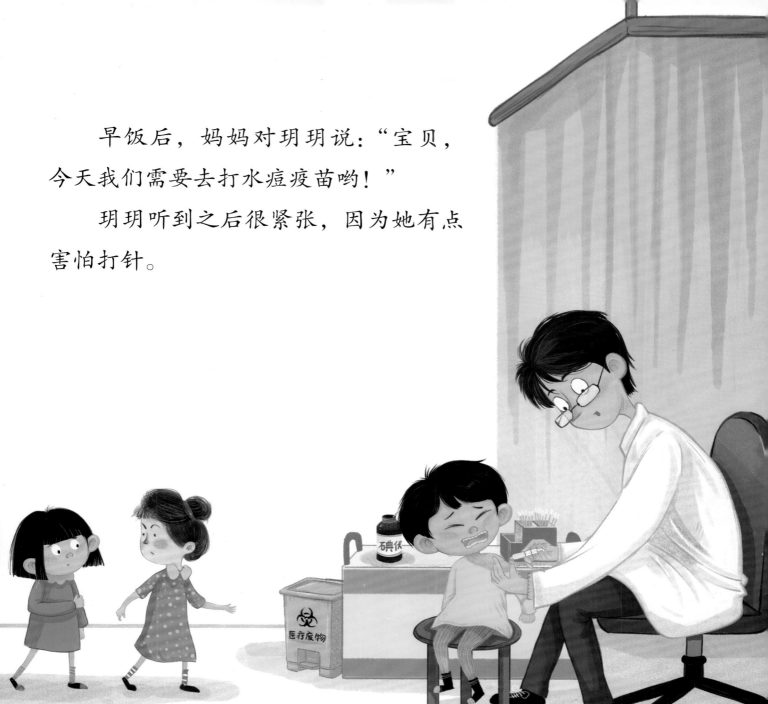

"妈妈，明明是打针，为什么说成是打疫苗呢？疫苗是什么呀？我们为什么要打疫苗呢？"玥玥很不想去打疫苗。

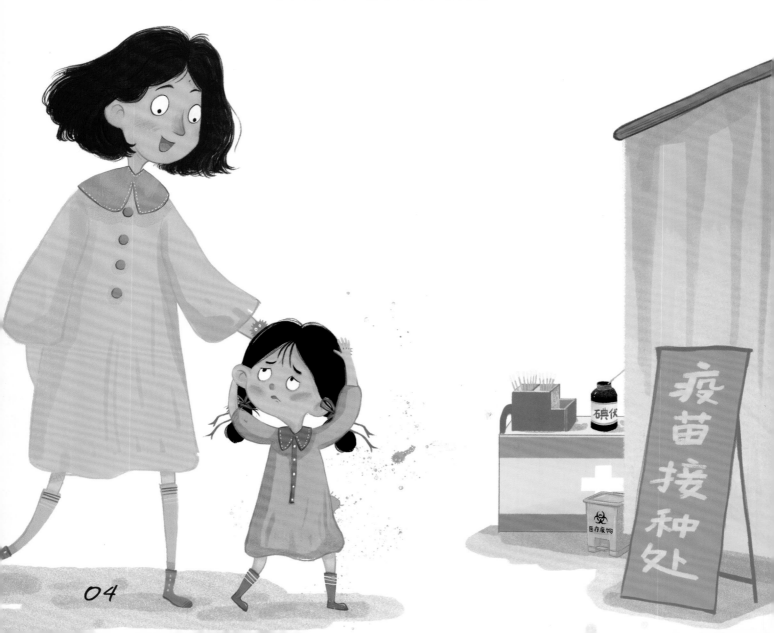

"我们生活的环境中有很多种细菌和病毒，它们会带来严重的疾病。你现在还小，身体不够强壮，这些病菌就会来攻击你。打了疫苗后，你的身体就会受到保护，疫苗可以消灭细菌和病毒，保护玥玥小朋友健康长大哟！"妈妈回答道。

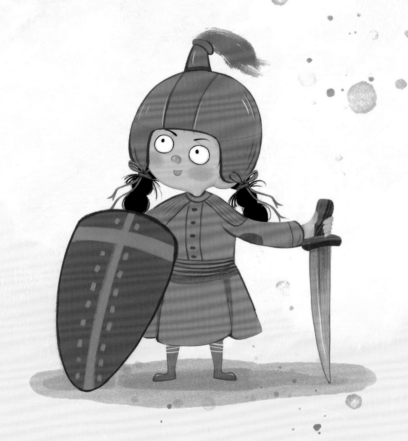

"那疫苗是怎么保护我的呢？"玥玥问。

"当疫苗进入身体后，我们的免疫系统就会启动，免疫系统由免疫器官、免疫细胞和免疫分子组成，它能识别入侵身体的病菌，产生和病菌抵抗的抗体。"

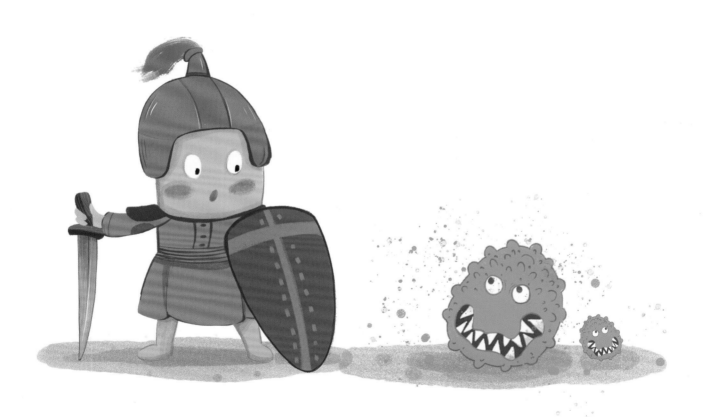

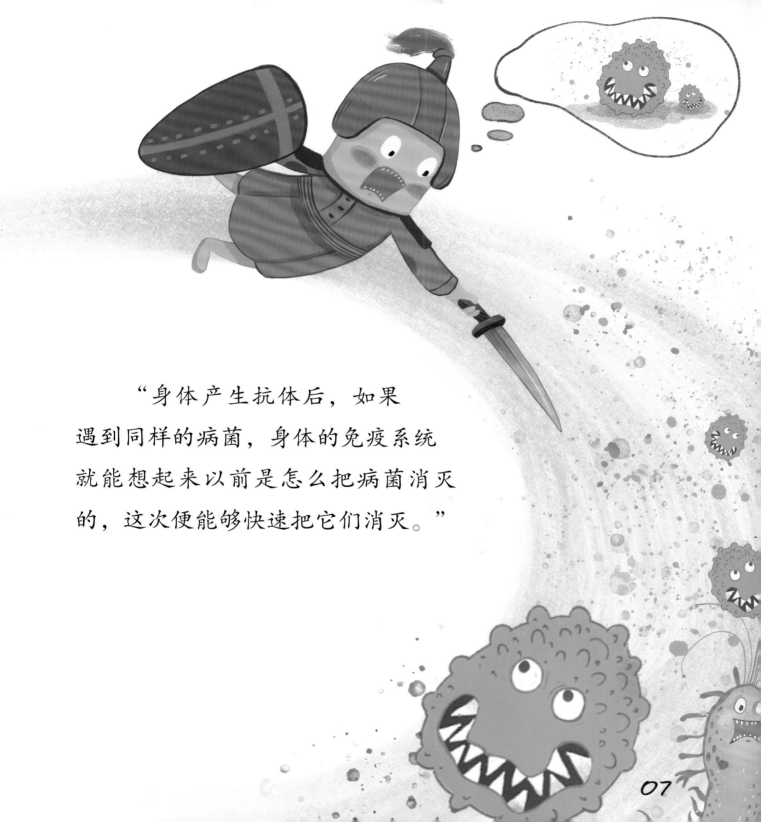

"身体产生抗体后，如果遇到同样的病菌，身体的免疫系统就能想起来以前是怎么把病菌消灭的，这次便能够快速把它们消灭。"

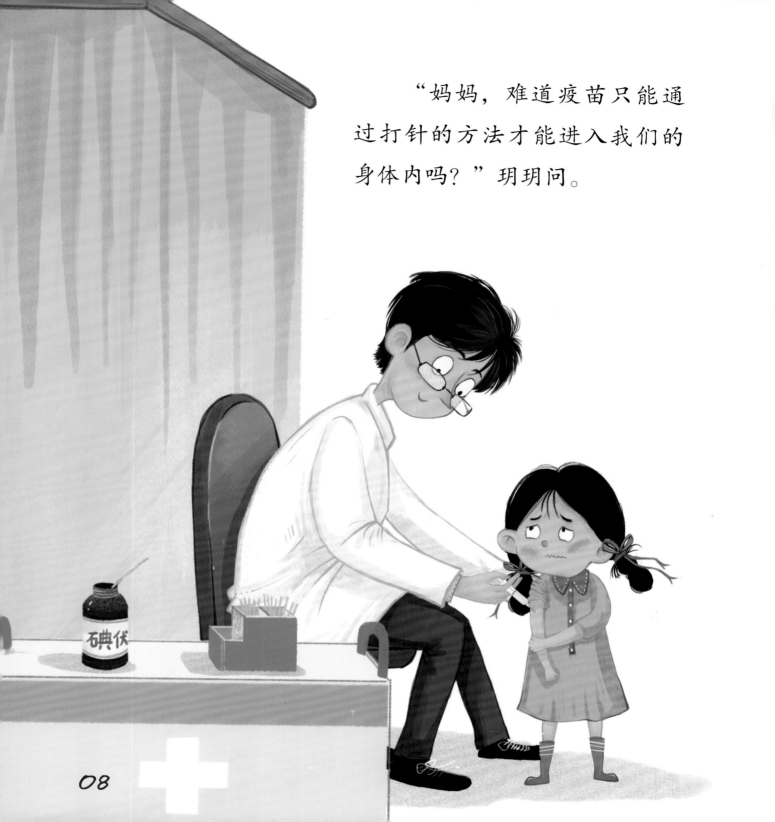

"妈妈，难道疫苗只能通过打针的方法才能进入我们的身体内吗？"玥玥问。

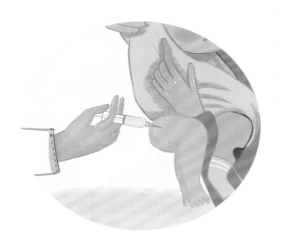

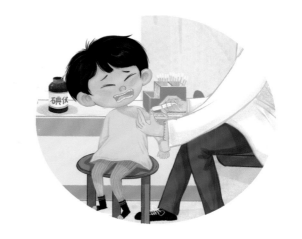

"宝贝，接种疫苗的主要方法是打针，通常医生会在胳膊外侧、大腿上打针。不过，也有疫苗是直接吃的，不用打针。"妈妈回答说。

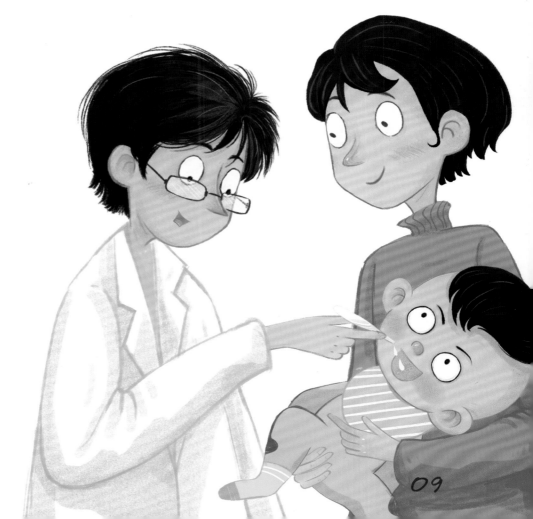

09

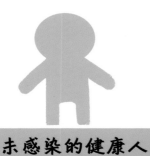 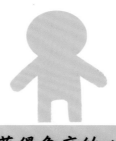 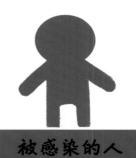

| 未感染的健康人 | 获得免疫的人 | 被感染的人 |

"每个小朋友都要打疫苗吗？"玥玥又问。

"是的呀，当我们接种了疫苗，疫苗会保护我们的身体，不受这种疾病的侵袭。"

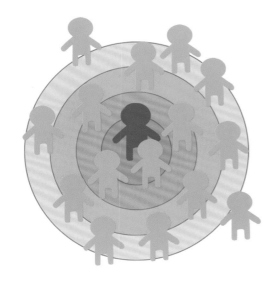

无人免疫时

疾病在人群中大流行

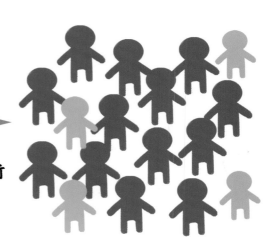

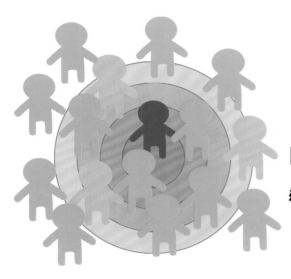

少数人免疫

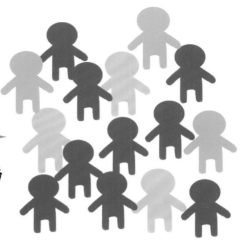

疾病通过一些人传播

"在一个群体中，有越多的人接种了疫苗，传染病就越不容易流行，这就是群体免疫。"

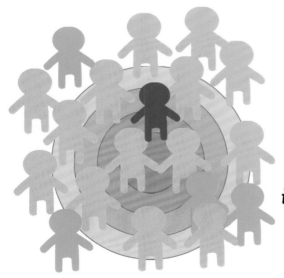

大部分人免疫

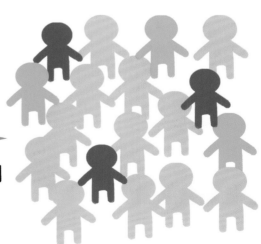

流行病传播得到控制

玥玥打完疫苗后，妈妈给她竖起了大拇指。

医生让玥玥休息半小时再离开，玥玥看到医院的墙上贴着很多有关疫苗的科普宣传画，于是问妈妈："妈妈，这些是什么呀？"

妈妈看着墙上的宣传画，耐心地给玥玥解读每一种疫苗。

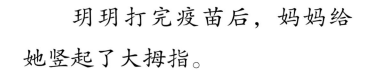

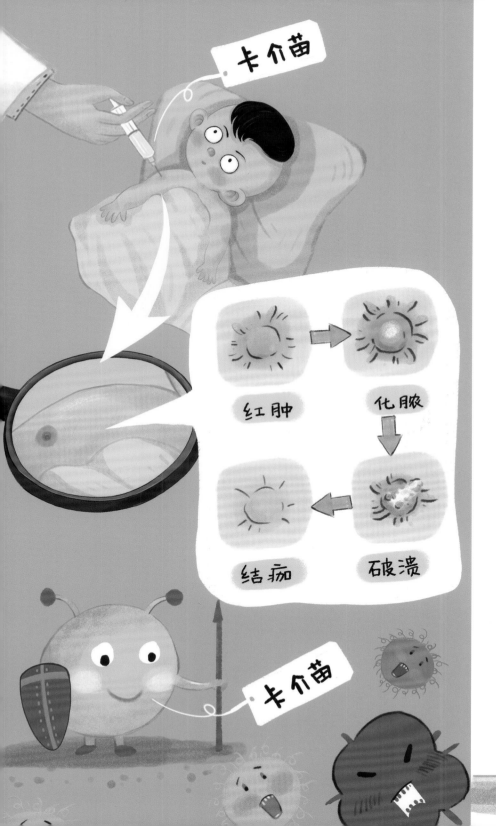

红肿 → 化脓 → 破溃 → 结痂

卡介苗

卡介苗

"第一种是卡介苗。卡介苗可以帮助我们抵抗结核病毒。卡介苗是我们出生之后的 24 小时之内就要打的一种疫苗。一般在接种疫苗后 2 ~ 3 个月，大多数小朋友的胳膊上都会留下一个小疤，但也有人不会。"

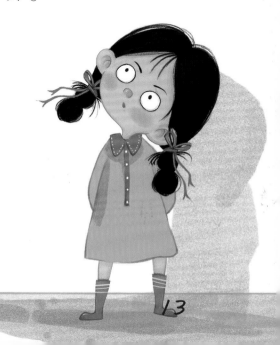

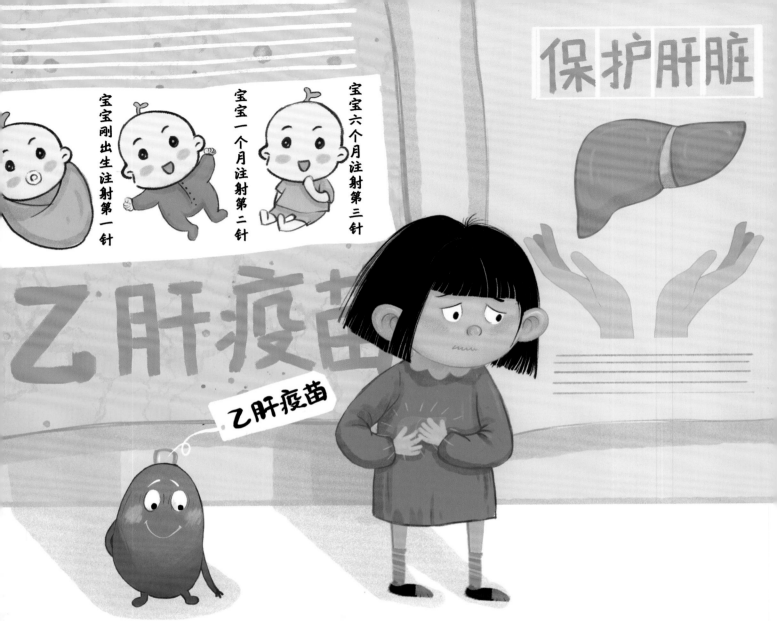

　　"第二种是乙肝疫苗。乙肝（乙型肝炎）病毒是个大坏蛋，它会让我们的肝脏生病。一旦感染乙肝，可能会出现食欲不振、恶心、上腹部不适、乏力的症状。"

"接种乙肝疫苗是对抗乙肝病毒最有效的武器！乙肝疫苗要打三针，分别在宝宝出生24小时之内、宝宝1个月和宝宝6个月。"

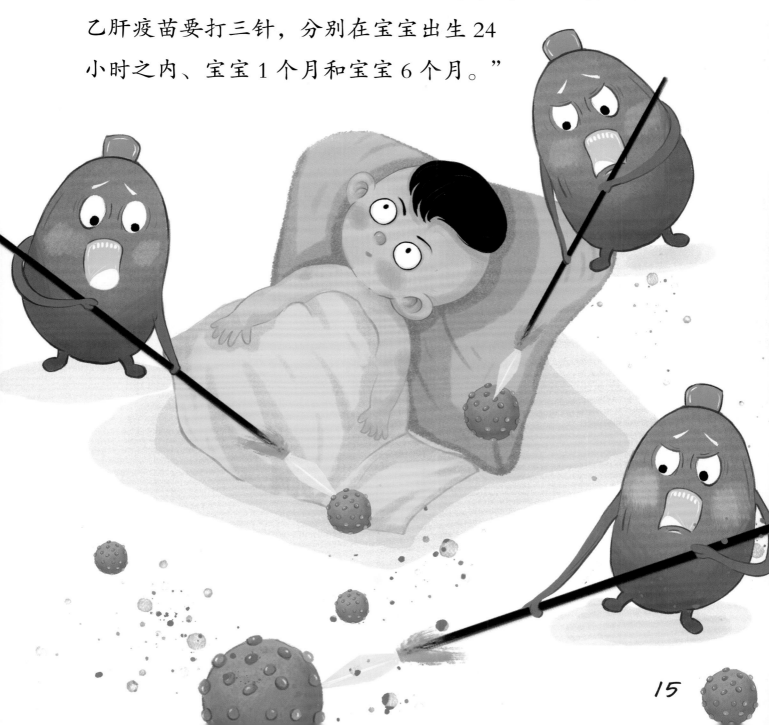

"第三种是脊髓灰质炎疫苗。脊髓灰质炎病毒很可怕，主要经过口进入肠道，在肠道中繁殖。不小心被感染的话，会引起一种急性传染病，叫脊髓灰质炎，也叫小儿麻痹症。病情较轻时可能会有发热、头痛、咽喉痛、呕吐、食欲减退等现象，病情严重时还可能会出现瘫痪症状，造成终生残疾，甚至危及生命。"

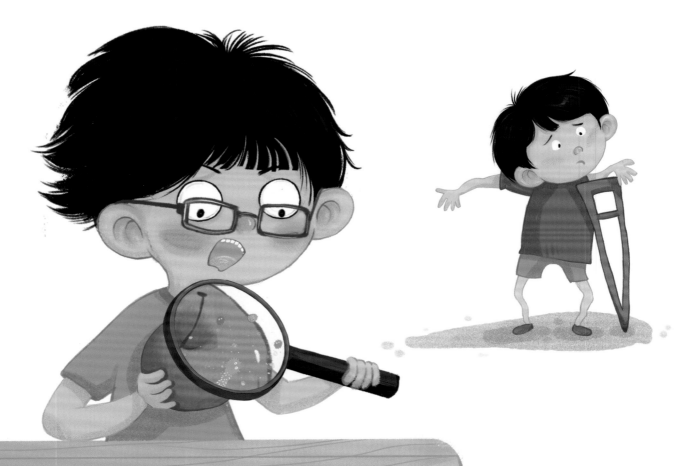

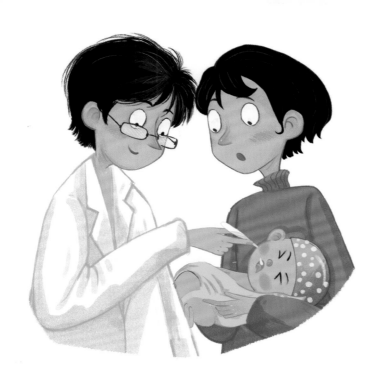

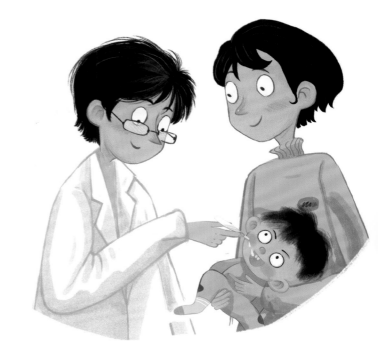

"脊髓灰质炎疫苗就可以对抗这种病毒。建议在婴幼儿2月龄、3月龄时，注射脊髓灰质炎疫苗，在4月龄及4岁时，口服脊灰减毒活疫苗。"

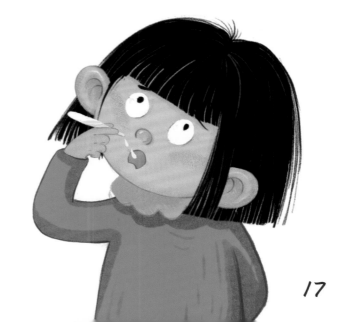

"第四种是百白破疫苗。这个疫苗主要用于抵抗百日咳杆菌、白喉杆菌、破伤风梭菌，一共要接种4次，分别在我们3个月、4个月、5个月、18个月大时各接种1次。"

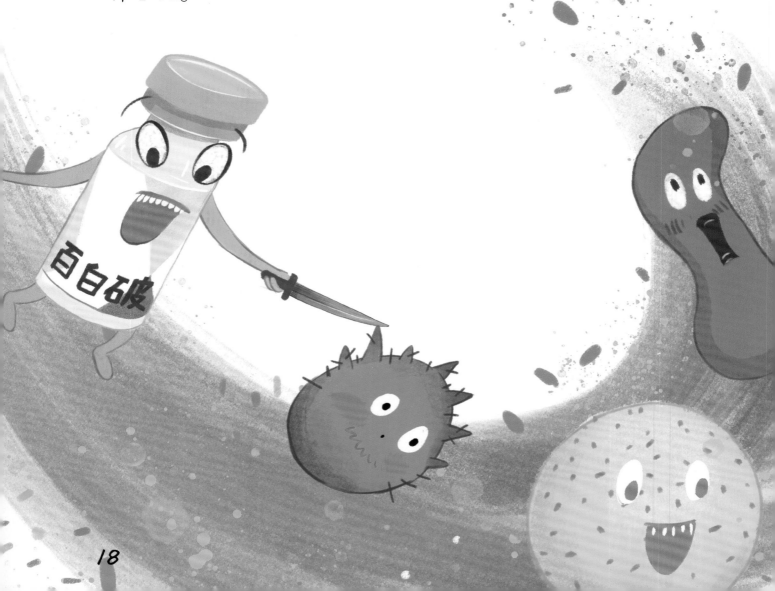

"百日咳杆菌很讨厌，要是不小心被它碰到，我们就会一直咳、一直咳、一直咳……这就是百日咳，会令我们很难受。"

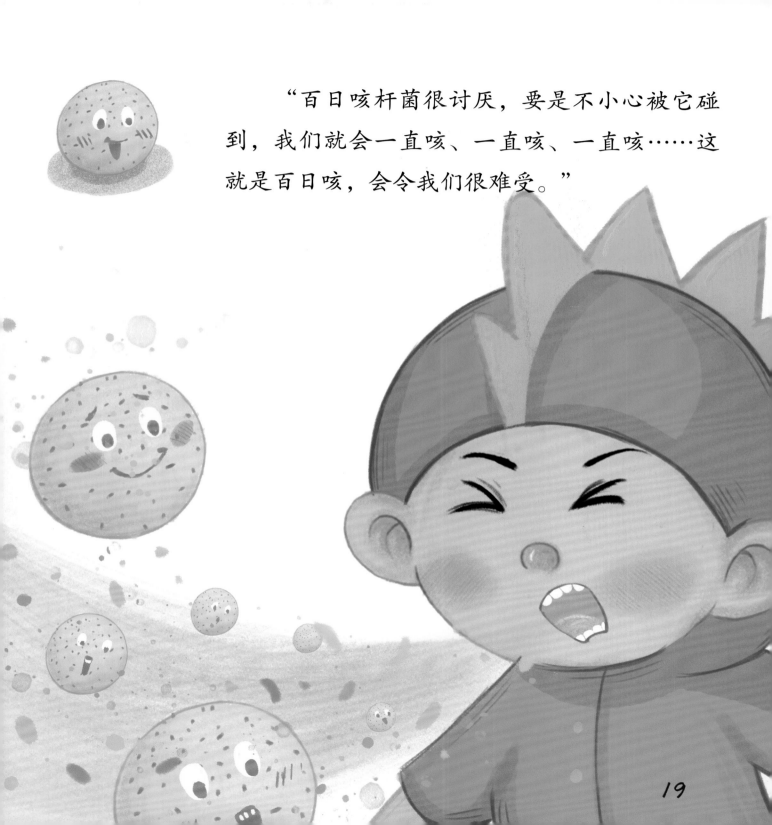

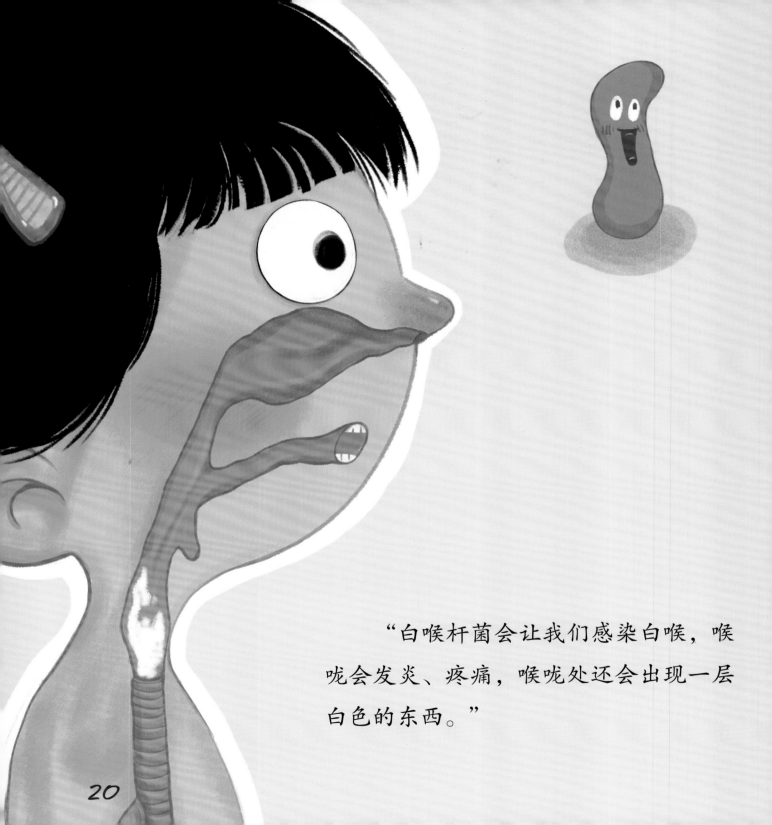

"白喉杆菌会让我们感染白喉，喉咙会发炎、疼痛，喉咙处还会出现一层白色的东西。"

20

"破伤风梭菌也很讨厌，要是不小心被划出了伤口，它就会趁机从伤口跑进身体，生长繁殖，产生毒素，大多会使得我们牙关紧闭、肌肉痉挛。"

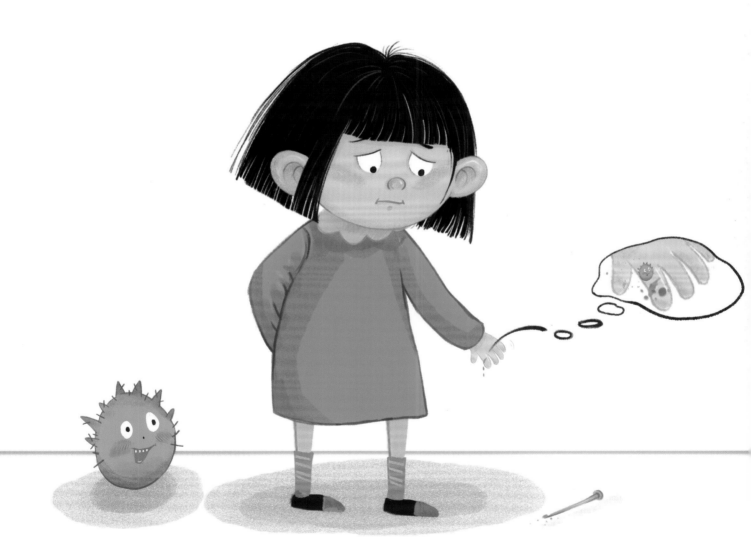

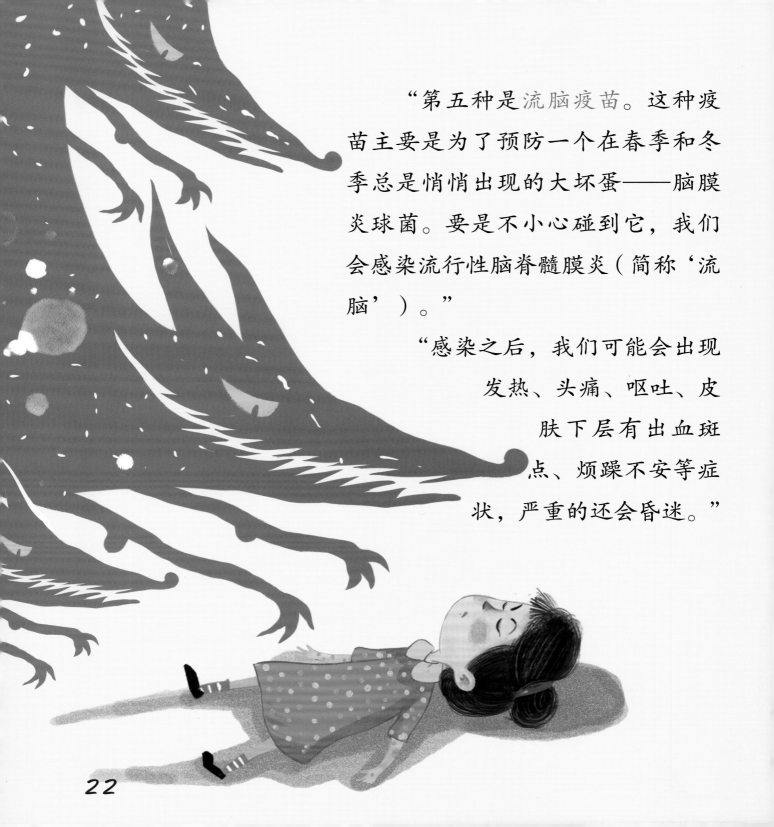

"第五种是流脑疫苗。这种疫苗主要是为了预防一个在春季和冬季总是悄悄出现的大坏蛋——脑膜炎球菌。要是不小心碰到它，我们会感染流行性脑脊髓膜炎（简称'流脑'）。"

"感染之后，我们可能会出现发热、头痛、呕吐、皮肤下层有出血斑点、烦躁不安等症状，严重的还会昏迷。"

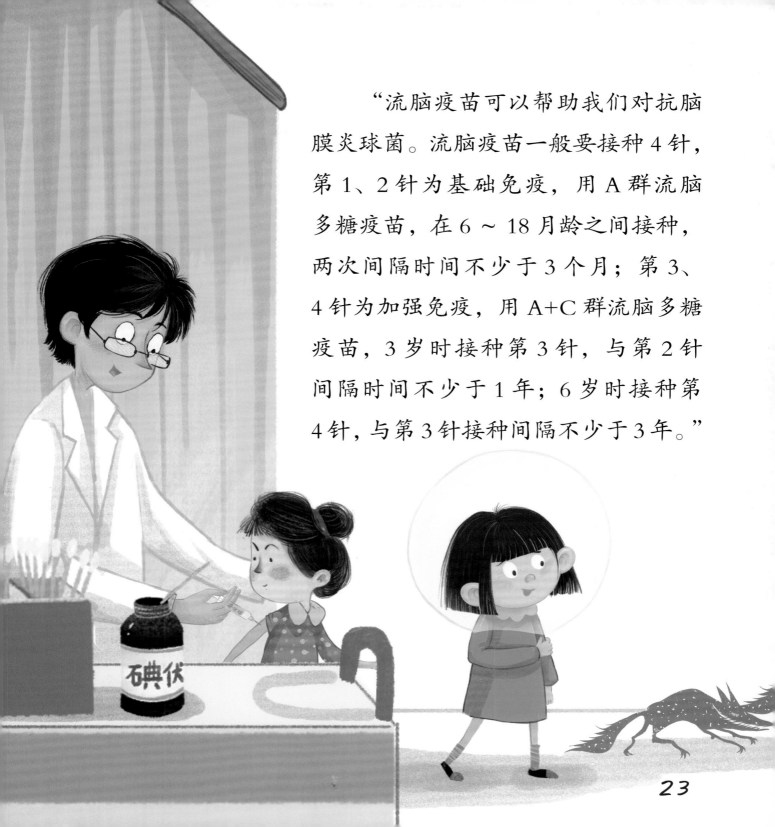

"流脑疫苗可以帮助我们对抗脑膜炎球菌。流脑疫苗一般要接种 4 针，第 1、2 针为基础免疫，用 A 群流脑多糖疫苗，在 6 ~ 18 月龄之间接种，两次间隔时间不少于 3 个月；第 3、4 针为加强免疫，用 A+C 群流脑多糖疫苗，3 岁时接种第 3 针，与第 2 针间隔时间不少于 1 年；6 岁时接种第 4 针，与第 3 针接种间隔不少于 3 年。"

"第六种是麻腮风疫苗。这种疫苗主要用于预防麻疹、流行性腮腺炎和风疹。麻疹是麻疹病毒引起的急性呼吸道传染病，感染之后可能会发热、咳嗽，全身长出红点。流行性腮腺炎是由腮腺炎病毒引起的传染病，感染之后可能会发热、头痛、腮腺肿痛。风疹是由风疹病毒引起的急性呼吸道传染病，感染之后可能会低热、畏寒、头痛、流涕、耳后及枕部淋巴结肿大，有些人会全身长出红点，有些人不会。"

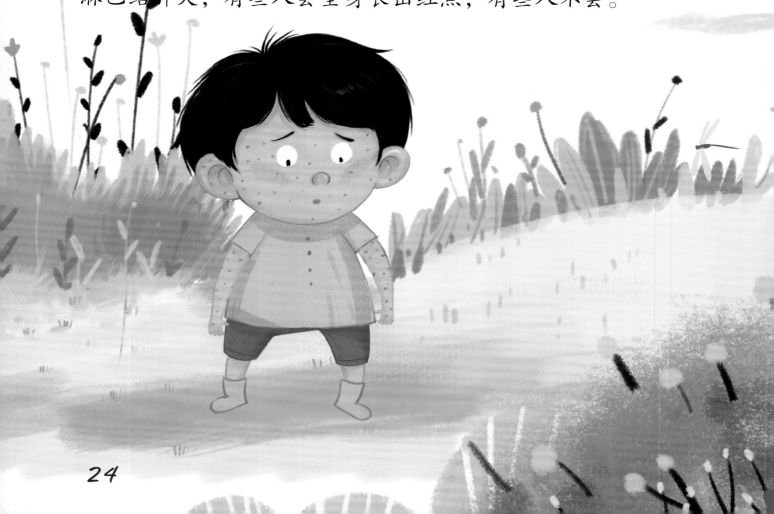

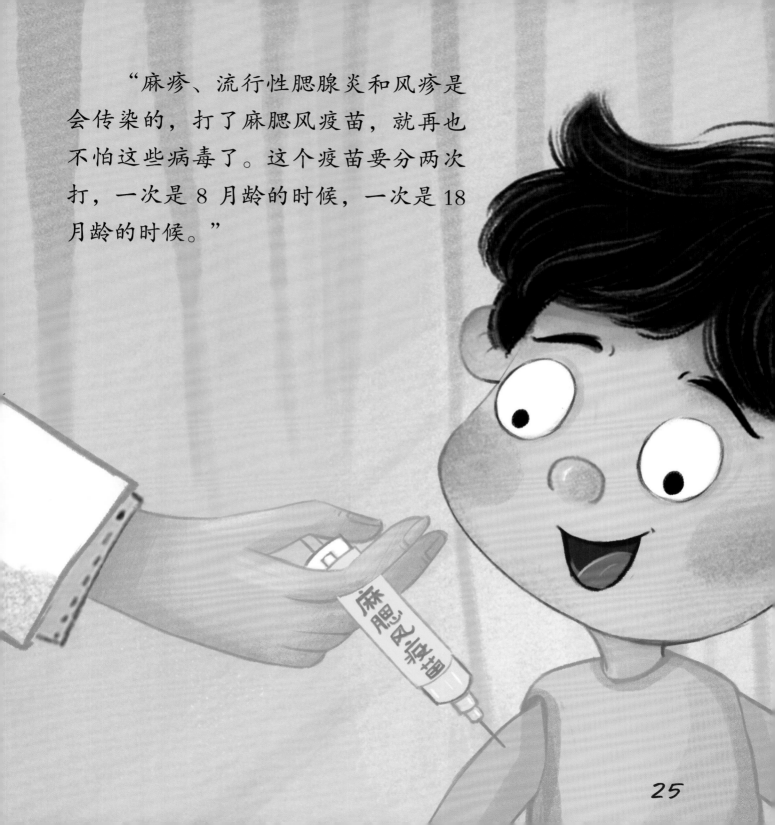

"麻疹、流行性腮腺炎和风疹是会传染的，打了麻腮风疫苗，就再也不怕这些病毒了。这个疫苗要分两次打，一次是 8 月龄的时候，一次是 18 月龄的时候。"

麻腮风疫苗

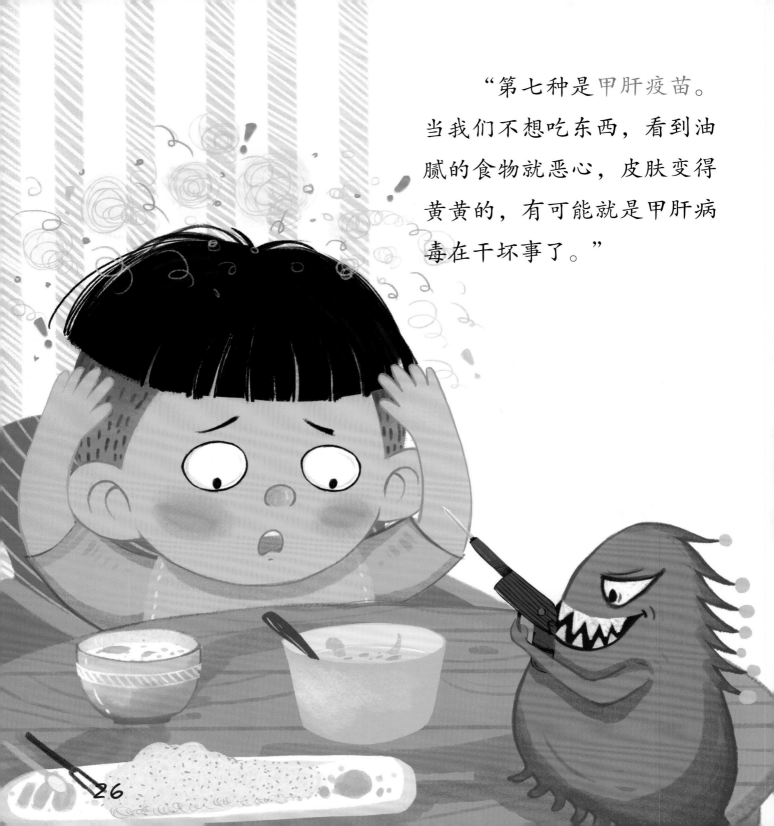

"第七种是甲肝疫苗。当我们不想吃东西，看到油腻的食物就恶心，皮肤变得黄黄的，有可能就是甲肝病毒在干坏事了。"

26

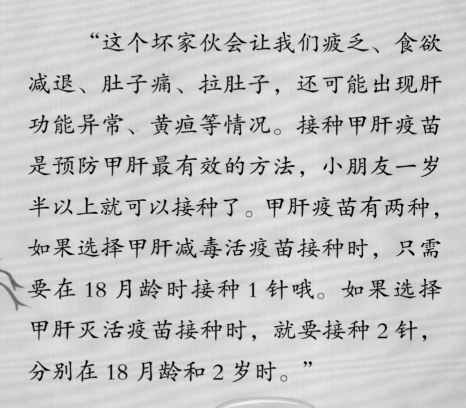

"这个坏家伙会让我们疲乏、食欲减退、肚子痛、拉肚子，还可能出现肝功能异常、黄疸等情况。接种甲肝疫苗是预防甲肝最有效的方法，小朋友一岁半以上就可以接种了。甲肝疫苗有两种，如果选择甲肝减毒活疫苗接种时，只需要在18月龄时接种1针哦。如果选择甲肝灭活疫苗接种时，就要接种2针，分别在18月龄和2岁时。"

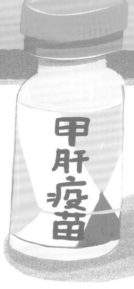

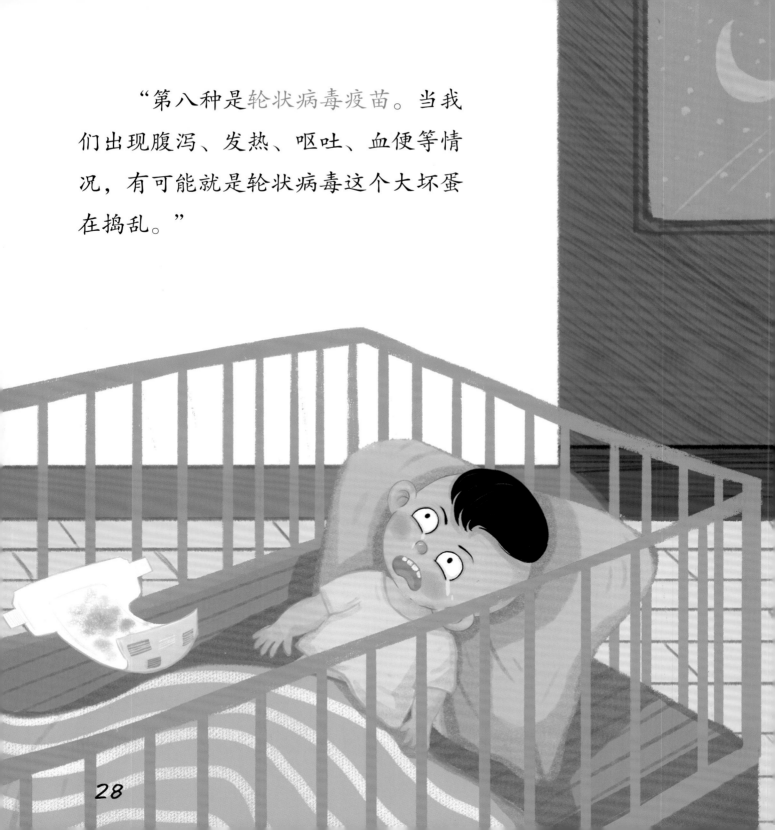

"第八种是轮状病毒疫苗。当我们出现腹泻、发热、呕吐、血便等情况，有可能就是轮状病毒这个大坏蛋在捣乱。"

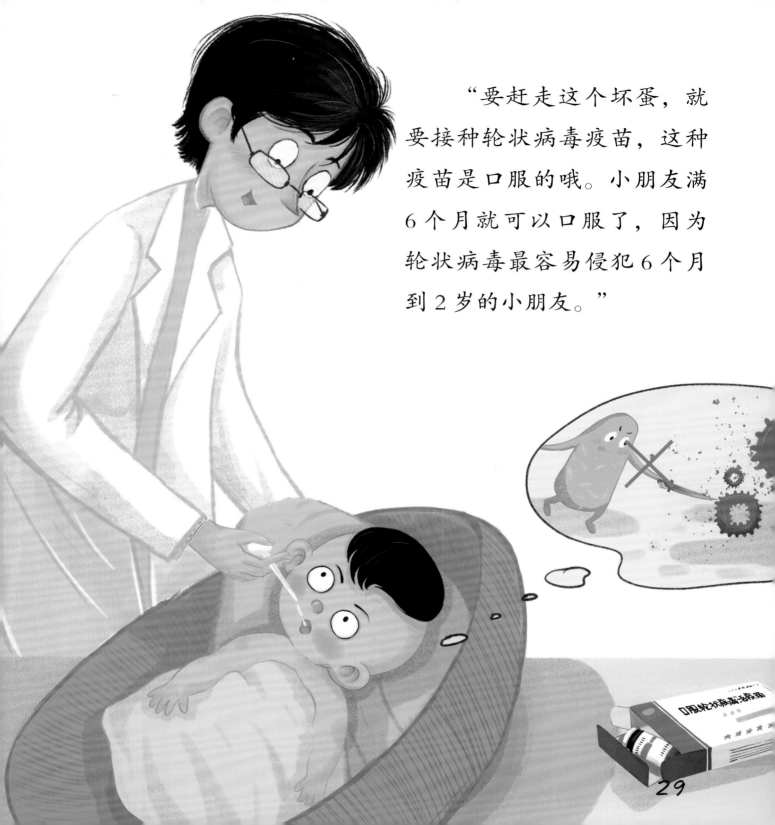

"要赶走这个坏蛋，就要接种轮状病毒疫苗，这种疫苗是口服的哦。小朋友满6个月就可以口服了，因为轮状病毒最容易侵犯6个月到2岁的小朋友。"

"第九种是流感疫苗。流感病毒太可怕了，不小心遇到它，就可能会发热、头痛、全身无力、流涕、干咳、咽喉痛。每年的九、十月份是接种流感疫苗的最佳时机。"

"6个月到3岁的小朋友，每年接种2次（儿童剂量），间隔时间2～4周。3岁以上，就可以按成人剂量每年接种1次了。"

嗒

嗒

嗒

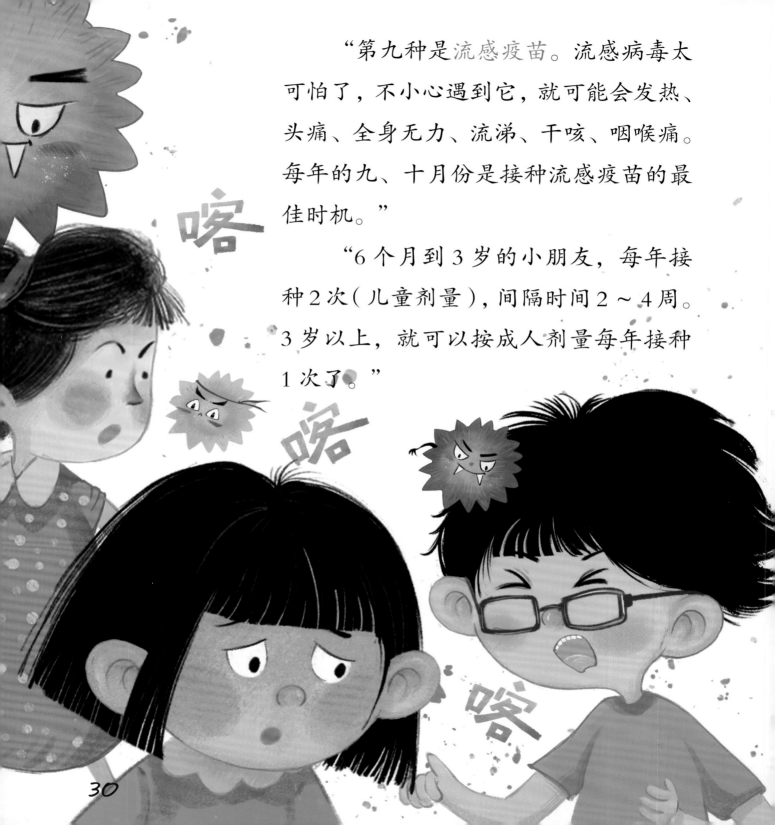

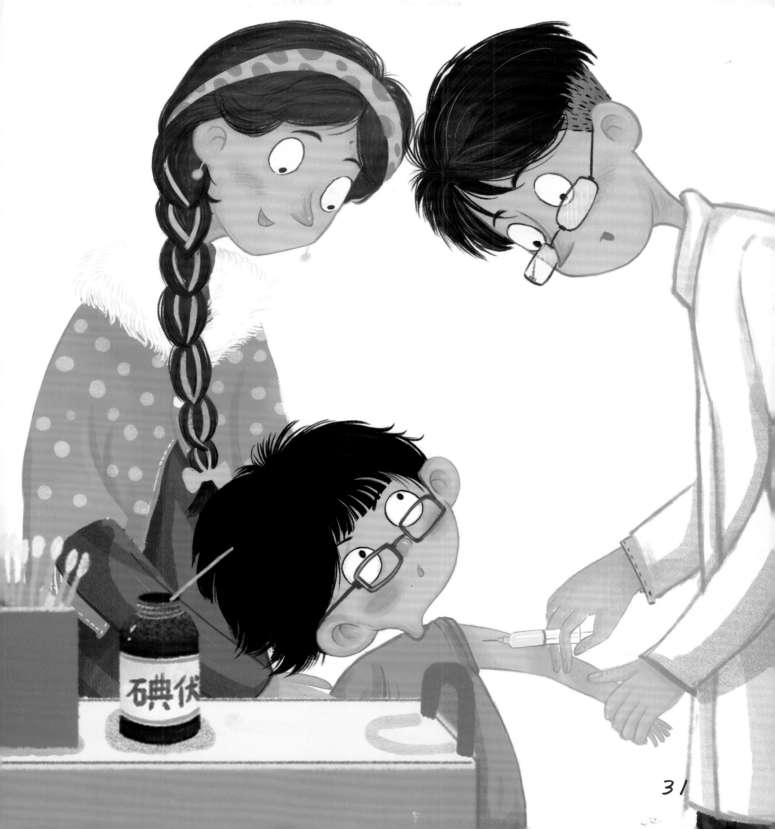

"第十种是水痘疫苗，得水痘的小朋友会觉得发热、发痒，这是水痘－带状疱疹病毒引起的传染病。"

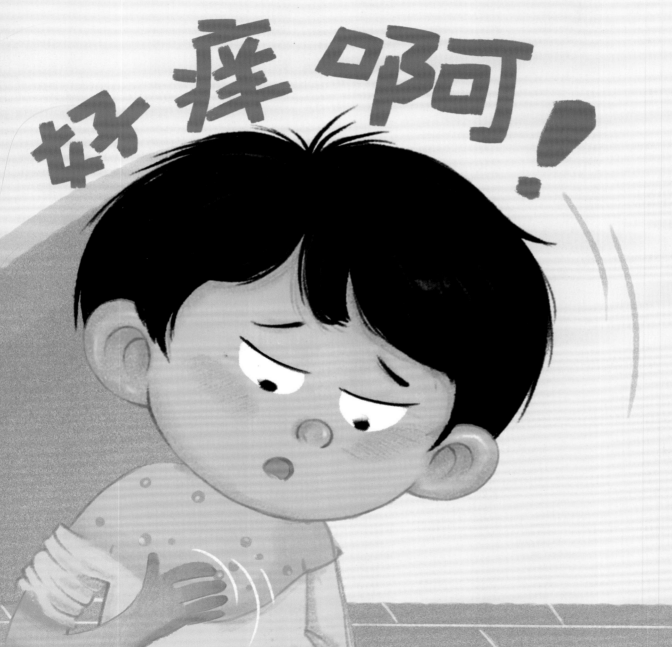

好痒啊！

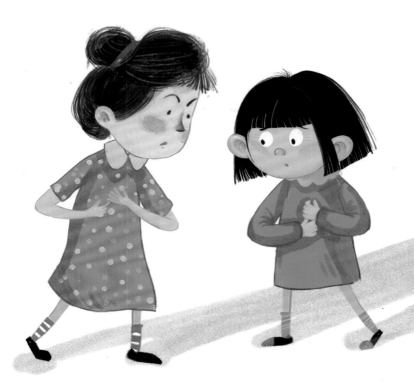

"如果一个小朋友得了水痘，会传染很多很多小朋友呢。这太可怕了！所以，一定要按时接种水痘疫苗，这样就不会感染了。水痘疫苗第一针在 1 ~ 2 岁，第二针在 4 ~ 6 岁。"

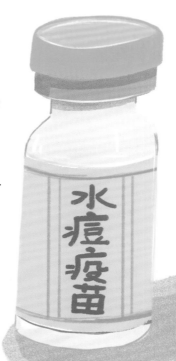

"最后一种是肺炎疫苗。很多细菌和病毒都可能会引起肺炎，从而出现发热、咳嗽、呼吸不顺畅、喘不过气的情况。肺炎疫苗比较适合免疫力差、出生时高危因素比较多的小朋友，建议咨询医生，等医生评估后再决定要不要接种。如果需要的话，小朋友2岁以上就可以接种了。"

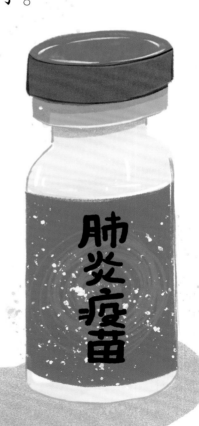

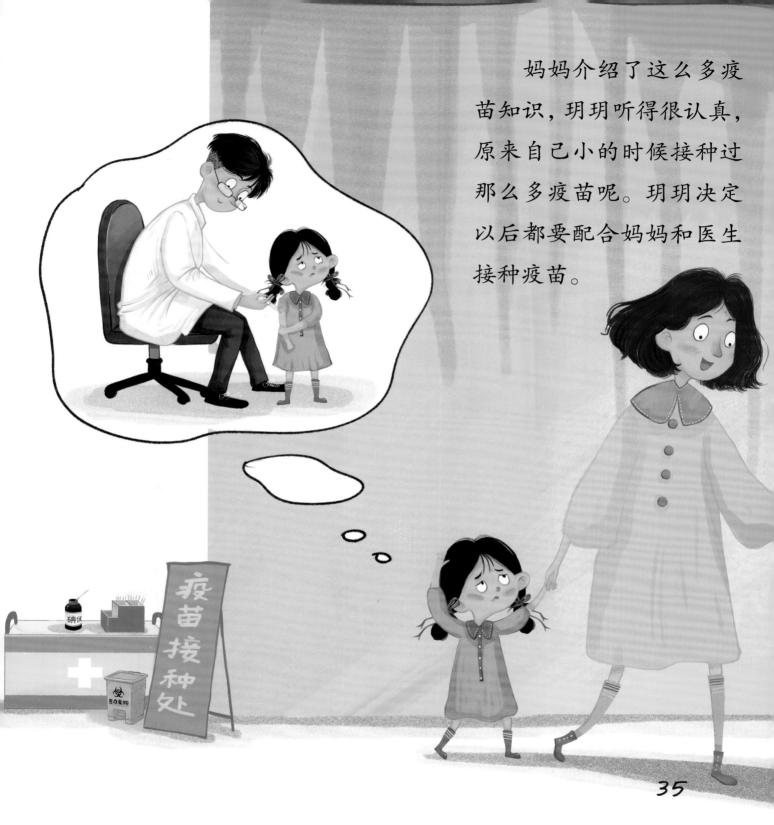

妈妈介绍了这么多疫苗知识，玥玥听得很认真，原来自己小的时候接种过那么多疫苗呢。玥玥决定以后都要配合妈妈和医生接种疫苗。

计划内疫苗（免费）接种时间表

接种年龄	接种疫苗	可预防疾病
出生时	乙肝疫苗第 1 针	乙肝
	卡介苗	结核病
1 月龄	乙肝疫苗第 2 针	乙肝
2 月龄	脊髓灰质炎疫苗第 1 针	脊髓灰质炎
3 月龄	脊髓灰质炎疫苗第 2 针	脊髓灰质炎
	百白破疫苗第 1 针	百日咳、白喉、破伤风
4 月龄	口服脊灰减毒活疫苗	脊髓灰质炎
	百白破疫苗第 2 针	百日咳、白喉、破伤风
5 月龄	百白破疫苗第 3 针	百日咳、白喉、破伤风
6 月龄	乙肝疫苗第 3 针	乙肝
	A 群流脑多糖疫苗第 1 针	流行性脑脊髓膜炎
8 月龄	麻腮风疫苗第 1 针	麻疹、风疹、流行性腮腺炎
	乙脑减毒活疫苗第 1 针或乙脑灭活疫苗第 1、2 针（间隔 7 ~ 10 天）	流行性乙型脑炎
9 月龄	A 群流脑多糖疫苗第 2 针	流行性脑脊髓膜炎
18 月龄	百白破疫苗第 4 针	百日咳、白喉、破伤风
	麻腮风疫苗第 2 针	麻疹、风疹、流行性腮腺炎
	甲肝减毒活疫苗或甲肝灭活疫苗第 1 针	甲型病毒性肝炎

2 岁	乙脑减毒活疫苗第 2 针或 乙脑灭活疫苗第 3 针	流行性乙型脑炎
	甲肝灭活疫苗第 2 针	甲型病毒性肝炎
3 岁	A+C 群流脑多糖疫苗第 1 针	流行性脑脊髓膜炎
4 岁	口服脊灰减毒活疫苗	脊髓灰质炎
6 岁	乙脑灭活疫苗第 4 针	流行性乙型脑炎
	A+C 群流脑多糖疫苗第 2 针	流行性脑脊髓膜炎

注：①乙脑减毒活疫苗（2 剂次接种程序）或乙脑灭活疫苗（4 剂次接种程序）选其中一种即可。②甲肝减毒活疫苗（1 剂次接种程序）或甲肝灭活疫苗（2 剂次接种程序）选其中一种即可。

计划外疫苗（自费）接种时间表

疫苗名称	接种时间
Hib 疫苗（b 型流感嗜血杆菌）多糖疫苗	7 月龄注射，间隔 2～3 个月注射 1 针，第二年加强 1 针效果更好
水痘疫苗	1 岁以上接种，第 1 针在 1～2 岁，第 2 针在 4～6 岁
肺炎疫苗	2 岁以上接种 1 针，每 3～5 年加强 1 针
流感疫苗	6 月龄以上，3 岁以下儿童接种 2 针，间隔 1 个月；3 岁及以上接种 1 针，可每年接种 1 次
轮状病毒疫苗	6 月龄～3 岁，每年口服 1 次

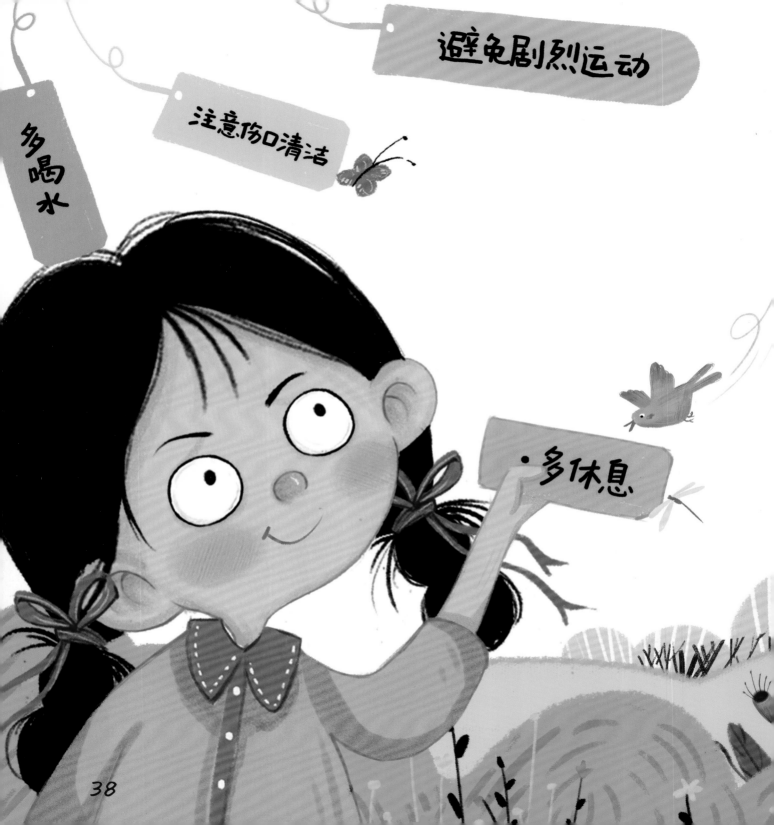

给父母的话：

● 注意孩子接种疫苗后的反应

接种疫苗后的 2 ~ 3 天，应当让孩子避免剧烈运动，多喝温水，多休息，注意伤口的清洁。常见的接种不良反应有发热、呕吐、腹泻、湿疹、头痛、恶心、胃口不佳、烦躁等。

有不良反应的孩子应该注意多休息，一般不良反应在 3 ~ 4 天会自动消失。如果 3 ~ 4 天后体温高于 38.5℃，不良反应加重，就要将孩子及时送到

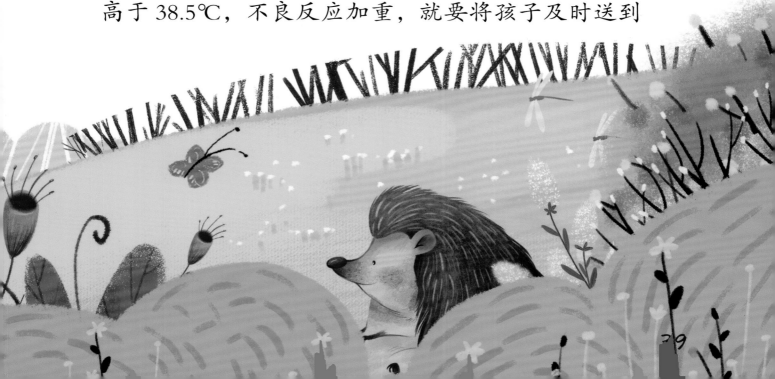

医院就诊，并且在下一次接种的时候跟医生说明上一次出现过的情况。

● 关于疫苗的保护率

所有的疫苗均具有一定的保护率，多数疫苗的保护率大于 80%，有些疫苗的保护率能达到 95% 以上，但疫苗保护率通常达不到 100%。虽然接种疫苗后不能保证 100% 不得病，但大量的研究证明，即使接种疫苗后发病，相对于不接种疫苗者，其患病后的临床表现通常比较轻微，康复快。接种疫苗仍是预防传染病最有效的手段。

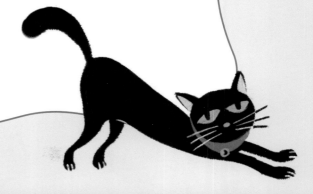